# NOTE

### SUR LE DÉVELOPPEMENT INCOMPLET

## D'UNE DES MOITIÉS

# DE L'UTÉRUS

ET

### SUR LA DÉPENDANCE DU DÉVELOPPEMENT

DE LA

## MATRICE ET DE L'APPAREIL URINAIRE

présentée à l'Académie des sciences de Paris en 1856

PAR

## J. A. STOLTZ

PROFESSEUR A LA FACULTÉ DE MÉDECINE DE STRASBOURG.

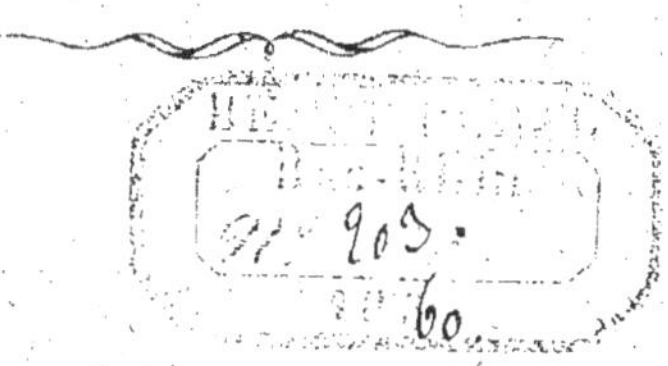



# STRASBOURG,

IMPRIMERIE DE G. SILBERMANN, PLACE SAINT-THOMAS, 5.

## 1860.

# NOTE

SUR LE DÉVELOPPEMENT INCOMPLET

## D'UNE DES MOITIÉS

# DE L'UTÉRUS

ET

SUR LA DÉPENDANCE DU DÉVELOPPEMENT

DE LA

## MATRICE ET DE L'APPAREIL URINAIRE[1].

Les progrès que font tous les jours les sciences exactes, les découvertes les plus inattendues qui s'accumulent sans cesse, justifient pleinement la sentence d'un philosophe de l'antiquité, suivant laquelle jamais l'occasion d'ajouter quelque chose aux connaissances humaines ne se perdra. *Multum restat adhuc operis, multumque restabit, nec ulli nato, post mille sæcula præcludetur occasio aliquid adhuc adjiciendi (Seneca epist., LXIV).*

---

[1] Je publie cette note telle qu'elle a été présentée à l'Académie des sciences de Paris en 1856. J'ai attendu en vain un rapport jusqu'aujourd'hui.

A la fin de l'année dernière il a páru en Allemagne un livre d'un professeur de l'Université de Heidelberg, intitulé : *Von dem Mangel, der Verkümmerung und Verdopplung der Gebärmutter, etc.*, in-8°, Wurtzbourg ; dans lequel la plupart des faits consignés dans mon travail sont rappelés , mais avec des remarques qui méritent d'être relevées , ce que je me réserve de faire dans une monographie que je prépare sur l'objet de ma note adressée à l'Institut. J'aurais attendu plus longtemps, pour publier cette dernière, si je n'avais pas été devancé par le professeur KUSSMAUL, de Heidelberg, qui paraît en avoir reçu communication, je ne sais comment.

Même dans un champ d'observation restreint et des plus positifs, champ sillonné et retourné avec ardeur par un grand nombre de savants, celui de l'anatomie, le hasard fait encore découvrir parfois des choses que l'on est étonné de n'avoir pas constatées depuis longtemps, attendu que les lois qui président à l'évolution organique sont invariables.

En 1822, je fus chargé par le professeur Lobstein de faire l'autopsie d'une femme qui était morte à la clinique interne, d'une affection aiguë de la moelle épinière. En jetant les yeux sur les organes génitaux, je fus frappé de la conformation singulière de la matrice. Au lieu d'être large vers le fond, cet organe se terminait en un cône recourbé à droite, et du sommet de ce cône se détachaient des annexes simples. Cette particularité me détermina à enlever tout le système génital afin de pouvoir l'examiner en détail.

Les organes externes étaient bien conformés et présentaient l'aspect qu'ils ont d'ordinaire chez une femme qui a été mère une ou plusieurs fois. Le vagin était large et court. La matrice et ses annexes présentaient les particularités suivantes :

Le col utérin était gros et court ; le museau de tanche peu saillant et profondément échancré à gauche. A partir de l'extrémité supérieure du col, la matrice se trouvait représentée par un corps charnu, de forme ellipsoïde, légèrement infléchi à droite, et qui se terminait par un angle assez aigu, auquel étaient fixés une trompe, un ovaire et un ligament rond. C'était la corne utérine droite. Sa paroi postérieure faisait une saillie légèrement prismatique, tandis que l'antérieure était à peine convexe.

Du tiers inférieur du bord gauche de cette corne par-
tait un cordon fibreux un peu moins épais qu'un ligament
rond ordinaire. Ce cordon, long de 2 centimètres, se terminait par un renflement charnu de la forme et du volume d'un œuf de pigeon. A l'extrémité libre et arrondie
de ce corps était fixée une trompe rudimentaire, couchée
sur l'ovaire, très-allongé et aplati comme celui d'un
enfant nouveau-né. Enfin, de sa partie antérieure se dé-
tachait un ligament rond, d'une épaisseur et d'une force
normales. Ce corps charnu représentait évidemment la
corne gauche de la matrice.

La corne droite, qui faisait suite au col, avait une cavité allongée, qui s'ouvrait inférieurement dans celle
du col et laissait apercevoir dans son angle supérieur
l'orifice de la trompe. Le corps charnu ovoïde qui représentait la corne gauche était creux aussi, mais sa cavité
n'était pas plus grande que celle d'une coquille d'amande
ordinaire. Au moment où je l'ouvris elle renfermait un
caillot de sang fibrineux et en grande partie décoloré. Je
ne pus découvrir à ses extrémités aucune ouverture qui
l'eût mis en communication, d'un côté avec la corne
droite, de l'autre avec la trompe rudimentaire.

En définitive, je reconnus que la pièce que je venais
d'examiner n'était autre qu'une matrice bicorne, mais
dont une moitié seulement était tout à fait développée,
la droite ; elle faisait suite au col et se trouvait munie
d'un ovaire, d'une trompe et d'un ligament rond bien
conformés. L'autre moitié, la corne gauche, n'était que
rudimentaire. Eloignée de la droite, elle n'y tenait que
par un cordon fibreux, et se trouvait fixée ensuite dans
le bassin par un ligament rond et un ligament large. La
trompe correspondante n'avait point de canal, et l'ovaire

ne renfermait pas de vésicules. La moitié droite a donc seule pu servir à la génération ; or, la femme dont provenait cette matrice avait eu des enfants des deux sexes, ce qui prouve, soit dit en passant, que chaque ovaire renferme des germes mâles et des germes femelles.

On n'a pas constaté d'autres difformités sur le cadavre.

Malgré les nombreuses recherches auxquelles je me livrai, je ne pus trouver nulle part des traces de ce singulier vice de conformation de la matrice. Je mis cette pièce rare dans l'esprit de vin et la conservai soigneusement. Quelque temps après je la fis dessiner, comptant d'en donner une description à la première occasion. Des occupations de divers genres m'en empêchèrent, mais je ne discontinuai pas de chercher des cas analogues dans les amphithéâtres et dans les livres ; enfin je montrai souvent la pièce, que le hasard m'avait fait découvrir, aux élèves de la Faculté dans mes leçons particulières, et aux étrangers qui venaient nous visiter.

En 1856, me trouvant à Heidelberg., on fit passer sous mes yeux, à la clinique de mon honorable ami le professeur NÆGELÉ, entre autres préparations anatomiques et anatomo-pathologiques, les organes génitaux d'une femme, envoyés depuis peu par le docteur HEYFELDER, de Sigmaringen, et que ce savant avait décrits l'année précédente dans la *Gazette médicale de Prusse*, comme un exemple de grossesse extra-utérine tubaire.

Je fus immédiatement frappé de quelques particularités de conformation que présentait la matrice, et qui me firent soupçonner qu'elle appartenait à la variété d'utérus bicorne dont j'avais recueilli un exemplaire en 1822. La pièce était suspendue dans l'esprit de vin. Je demandai la permission de l'en extraire pour l'examiner dans tous ses détails. J'acquis bientôt la conviction que mes suppositions étaient fondées, et je fis immédiatement part de cette découverte aux personnes qui m'entouraient, et parmi lesquelles se trouvaient MM. NÆGELÉ père et fils. Je profitai ensuite de la présence à Heidelberg du dessinateur Wagner, pour faire reproduire cette pièce curieuse au crayon noir. Rentré à Strasbourg je comparai ce dessin avec celui que je possédai depuis treize ans, et je fus étonné de leur ressemblance parfaite, quant à la conformation vicieuse de la matrice.

Ce que, de prime abord, j'avais cru impossible, après avoir constaté l'absence de communication directe entre la cavité de la corne imparfaitement développée et celle de l'autre moitié de l'utérus, était réalisé dans la pièce de Heidelberg : la *grossesse* dans la moitié défectueuse.

Considérée à sa face antérieure cette pièce donne immédiatement l'idée d'une matrice bicorne ; on aperçoit en effet deux masses charnues, mais elles sont séparées l'une de l'autre par un intervalle de plusieurs centimètres. Celle du côté droit forme un ovoïde long de 7 centimètres sur 6 de largeur et 4 d'épaisseur ; c'est une moitié complète d'utérus, inclinée fortement à droite. De son extrémité libre part une trompe parfaitement conformée. Derrière elle s'attache le ligament de l'ovaire ; l'ovaire lui-même est gros et frais. Au devant et au-dessous de l'extrémité interne de la trompe se voit un ligament rond, épais et très-large à son insertion. Cette corne utérine se continue dans un col gros, et long de 5 centimètres, qui est embrassé de la manière ordinaire par le vagin. Les parois du corps ont 15 millimètres d'épaisseur, sa cavité est tapissée par une membrane tomenteuse, qui n'y est que légèrement adhérente. L'autre corne, un peu plus pe-

tite que la droite, est inclinée à gauche. Elle est également
ovoïdale, mais arrondie à son extrémité libre, et pointue
du côté dirigé vers le col, auquel elle est fixée par un cordon fibreux épais, un peu aplati. A peu près du milieu
du bord externe part une trompe utérine bien conformée
et de longueur normale. Derrière elle se trouve un ovaire
aussi développé que celui du côté opposé. Enfin au-dessous
de la trompe, et toujours du bord externe, on voit partir
un ligament rond tout aussi fort et aussi distinct au côté
gauche qu'au côté droit.

A la grosse extrémité de cette corne imparfaite, un peu
en arrière, se voit une large ouverture transversale par
laquelle l'œuf s'est échappé. Cette rupture s'est faite de
telle sorte que le fond de la corne a été soulevé sous
forme d'un couvercle. Le fœtus, enveloppé de ses mem-
branes, en a été chassé, mais le placenta y est resté greffé.
Le fœtus présente le développement du troisième mois [1].

La possibilité de la grossesse dans la corne utérine imparfaite étant démontrée, il restait à savoir par quelle
voie la conception a pu avoir lieu. Il faut évidemment
supposer l'existence d'une communication libre entre le
col et la corne gauche, par le moyen d'un canal, s'étendant
de l'un à l'autre, et ce canal lui-même devait être renfermé dans le cordon fibreux qui les reliait. Cependant
nous ne pûmes pas constater directement cette communication. Il est vrai que l'examen n'a pas été poussé assez
loin parce qu'on voulait ménager la pièce; elle a d'ailleurs été constatée sur d'autres exemplaires dont je par-
lerai plus loin.

Mes recherches dans les auteurs d'anatomie patholo-

---

[1] Cette pièce doit encore se trouver au cabinet de l'Ecole
d'accouchement de Heidelberg.

gique, et dans les mémoires spéciaux sur les vices de conformation des organes génitaux en général, et en particulier de l'utérus, ne m'avaient toujours rien fait découvrir de semblable à ce que j'avais vu, lorsqu'en 1841 un jeune accoucheur de Wurtzbourg, M. le docteur Robert, qui était de passage à Strasbourg, et qui m'avait été adressé par M. le professeur d'Outrepont, me communiqua un extrait qu'il avait fait du *Journal de Vienne* de 1838, où le professeur Rokitansky venait de publier un mémoire sur *l'utérus double*. Je vis, en lisant ce mémoire que les sixième, septième et huitième cas, décrits par le professeur de Vienne, appartenaient au développement imparfait d'une des cornes de l'utérus. Le huitième, surtout, avait une grande analogie avec le mien. Une figure, destinée à rendre la description plus intelligible, ressemble beaucoup à celle qui représente la pièce que j'ai recueillie en 1822. Les exemplaires décrits par le professeur Rokitansky se trouvaient depuis plus ou moins longtemps au Musée de Vienne.

Dans les trois observations de M. Rokitansky, le col de la matrice est petit, le museau de tanche peu saillant, et le vagin étroit et court, comme si ces parties étaient également peu développées. Dans mon observation j'ai constaté que le vagin ainsi que les parties externes sont fortement prononcés ; le col est court mais gros, la portion vaginale très-bien dessinée ; les lèvres du museau de tanche sont fortement développées. Il est vrai que la femme qui a été le sujet de mon examen avait eu plusieurs enfants, tandis que les trois sujets de M. Rokitansky n'étaient pas dans les mêmes conditions ; l'un était d'ailleurs une jeune fille de dix-neuf ans, l'autre une femme de soixante-seize. Chez la première le développement de ces parties n'était pas tout à fait terminé, chez le second il y avait cette atrophie que le grand âge entraîne avec lui.

La conformation de la corne complète a été trouvée la même dans tous les cas : corps fusiforme, incliné ou ployé vers son bord externe ; au niveau de son insertion au col et du côté du bord interne, endroit où est inséré le ligament de la corne incomplète, très-convexe ; cavité large ; parois un peu moins épaisses que dans l'utérus parfait. A l'angle supérieur se voient les insertions de la trompe, du ligament de l'ovaire et du ligament rond, très-rapprochées. Le ligament large, le long du bord externe comme dans l'état de conformation la plus normale.

Le côté imparfait présente quelques variétés dans le volume de la corne et dans le développement des annexes. Ainsi le tubercule charnu représentant la moitié défectueuse de l'utérus, généralement allongé en forme d'amande, ayant son sommet tourné du côté du col, est plus ou moins volumineux, et son éloignement du côté complet, plus ou moins grand. Les annexes de la corne imparfaite sont ou normales ou rudimentaires, ou manquent totalement. Plus la corne est volumineuse, plus les annexes se rapprochent de la conformation normale, et plus le ligament ou cordon fibreux qui la fixe au col est court et épais, c'est-à-dire plus le développement de ces parties est complet. Dans un des cas de M. ROKITANSKY la corne incomplète est presque rudimentaire ; aussi est-elle éloignée de la corne complète à un tel point que, quoique fixée à elle par un cordon charnu, le renflement qui la représente se trouve tout près du canal inguinal [1].

---

[1] Je possède une pièce qui m'a été donnée par mon collègue M. Küss, alors qu'il était chef des travaux anatomiques, et qui,

La découverte que j'avais faite à Heidelberg en 1836, me fit soupçonner que d'autres cas de grossesse dans une corne imparfaite avaient dû être pris pour des grossesses tubaires. Je me rappelai entre autres que des exemples de grossesse anormale, décrits par quelques anciens, tels que Mauriceau, Vassal, Dionis, Canestrini, avaient donné lieu à des discussions relativement au véritable siége de ces grossesses. Je me mis à relire ce qui en avait été dit, et je remontai autant que possible aux sources pour juger par moi même. Je découvris bientôt un certain nombre d'observations qui appartiennent effectivement à la variété de grossesse que j'avais constatée sur la pièce du docteur Heyfelder.

L'observation la plus ancienne est celle de Benoît Vassal, chirurgien de Paris, qui trouva dans le corps d'une femme morte au quatrième mois de sa *douzième* grossesse, avec tous les signes d'une rupture interne, une matrice double, l'une *vraie*, dit-il, l'autre *surnuméraire*. C'est dans cette dernière que le germe s'était cette fois logé. Vassal publia dans la même année (1669) la description de cette pièce sous le titre de : *Démonstration d'une double matrice*, avec planche. Mauriceau fut un des médecins de l'époque qui examinèrent cette double matrice ; il en inséra l'observation dans la seconde édition de son *Traité des maladies des femmes grosses* (1675), sous le titre de : *Histoire d'une femme dans le ventre de laquelle on trouva, après sa mort, un petit fœtus de trois mois environ.* Mauriceau voulut faire accroire que

au premier aspect, aurait pu faire croire à l'absence totale de la matrice. Examinée de près, on trouva les noyaux des deux cornes séparés l'un de l'autre par un intervalle de 13 centimètres.

Vassal considérait cette matrice comme une trompe de Fallope, èt désirait prouver par là la possibilité d'une grossesse extra-utérine tubaire. Le titre du livre de Vassal réfute déjà cette imputation, que d'autres, qui avaient aussi examiné la pièce en question, tels que Oldenburgius, de Graaf, J. Sachs, Tilengius, etc, ont néanmoins fait survivre, car, en définitive, ce cas de Vassal a été considéré comme un exemple de *grossesse tubaire*, malgré les objections de Mauriceau et l'opinion de Vassal lui-même. Aussi un des auteurs les plus modernes qui ont écrit sur l'utérus double ou bicorne, Cassal[1], a-t-il avancé que Vassal est tombé dans l'erreur en regardant un embryon comme utérin dans un cas de grossesse tubaire.

Dionis publia en 1685 l'*Histoire anatomique d'une matrice extraordinaire*, qui nous fournit un autre exemple, et des plus frappants, de corne imparfaitement développée renfermant un produit de conception. La description qu'il en fit est si claire, si détaillée ; les planches qui l'accompagnent sont si nettes, qu'il ne peut s'élever le moindre doute sur l'identité de ce cas avec celui de Vassal et de Heyfelder. Dionis appelle la corne dans laquelle l'œuf s'est logé et développé, comme Vassal, matrice *supernuméraire*. Aussi ces deux anatomistes ont-ils parfaitement reconnu qu'il ne s'agissait pas de grossesse extra-utérine tubaire, mais ils ont cru à l'existence d'une *seconde matrice*. Ils ont été combattus par les contemporains qui étaient préoccupés du nouveau système sur la génération, et qui commentèrent les faits de Vassal et de Dionis à leur point de vue.

Parmi les dissertations présentées à l'ancienne Faculté

---

[1] *Recherches anatomiques et physiologiques sur les cas d'utérus double*. Paris 1826, in-8°.

de médecine de Strasbourg, j'en ai trouvé une qui retrace
l'histoire d'une grossesse dans une corne utérine incomplète sous le titre de : *Dissertatio sistens observationem
de conceptione tubariá; auct.* Fr. Aug. Fritze, 1779.
Le fait qui est raconté dans ce travail avait été commu-
niqué à l'auteur par le professeur Pfeffinger. La description de l'utérus et de ses annexes prouve qu'il est question
d'une matrice bicorne, dont le côté gauche, incomplète-
ment développé, renfermait le produit de la conception,
avec cette particularité que le fœtus de trois mois environ
de développement, était entouré de concrétions calcaires
qui lui avaient donné les caractères du lithopède.

L'observation de Canestrini, intitulée : *Historia de
utero duplici, alterutro quarto graviditatis mense rupto.*
Augustæ Vindelicorum 1788, est un autre cas de ce genre.
Canestrini croyait avoir fait une découverte. En plusieurs
endroits de son livre il dit que dans aucun auteur on ne
trouve une observation analogue à la sienne. Il paraît
qu'il ne connaissait pas celles des chirurgiens français,
dont la première surtout avait fait grande sensation dans
le monde scientifique. En pratiquant l'autopsie de la
femme qui offrait cette disposition extraordinaire, Canestrini prit d'abord la corne rompue pour la matrice en-
tière, et fut étonné qu'elle n'eût qu'une trompe et un
ovaire, et qu'elle ne fût pas en rapport direct avec le vagin. Il découvrit seulement plus tard la corne complète,
faisant suite au col.

Tels sont les faits que le dix-septième et le dix-huitième
siècles nous ont légués, et qui, je le répète, ne laissent
aucune possibilité de doute sur leur identité avec celui
que j'ai décrit en premier lieu. Vassal, Dionis et Canestrini ont reconnu tous trois qu'ils avaient devant eux

des matrices bicornes, et ont soutenu cette opinion malgré leurs contradicteurs qui prétendaient que la grossesse avait eu lieu dans une des trompes de FALLOPE. PFEFFINGER et FRITZE sont tombés dans cette erreur, qui a été partagée ensuite par presque tous les auteurs de notre siècle qui ont rencontré des dispositions semblables de la matrice.

RAMSBOTHAM (1821) et CLIET, de Lyon (1825), ont décrit chacun un cas de grossesse dans une corne imparfaite, sous le titre vague de : *Grossesse anormale.* Dans celui de RAMSBOTHAM la matrice avait, dit cet auteur, une singulière apparence ; elle paraissait double, ou consister en deux parties unies l'une à l'autre dans le sens de leur longueur ; mais la portion rompue n'avait pas d'ouverture externe, c'est-à-dire point d'orifice. Chaque moitié avait un ovaire. CLIET dit que la matrice qu'il avait examinée était composée de deux cavités *superposées*, et n'ayant aucune communication entre elles. RAMSBOTHAM a été trop laconique dans sa description, CLIET trop embrouillé. Des figures auraient seules pu faire reconnaître positivement les caractères de ces deux pièces anatomiques. Pour ma part je ne doute cependant pas qu'elles n'appartiennent aux cas d'utérus bicorne à moitié incomplète.

Deux dissertations, l'une de Heidelberg, l'autre de Leipzig, renferment des exemples frappants de grossesses dans une corne utérine imparfaitement développée et qui ont été confondues avec des grossesses tubaires. La première de ces thèses est intitulée : *Dissertatio inaug. medic. de graviditate extra uterinâ; accedit descriptio memorandæ cujusdam graviditatis tubæ dextræ, auct.* STANISL. CZIHAK, 1824. C'est le célèbre TIEDEMANN qui avait fourni la pièce anatomique considérée comme un exemple curieux de grossesse dans la trompe droite. Or, en jetant les yeux sur les planches qui se trouvent à la fin de cette dissertation, on reconnaît immédiatement aux caractères plusieurs fois indiqués, une grossesse dans la corne incomplète. Dans le but de m'en convaincre je fus à Heidelberg examiner la pièce conservée au Musée de cette ville. Je trouvai que je ne m'étais pas trompé. La seconde dissertation porte le titre de : *De conceptione tubariá, duabus observationibus nuper factis illustrata ; quam publicè defendit*, J. GUENTZ, 1851. Ce travail a été rédigé sous l'inspiration du professeur JOERG, dans la clinique duquel la femme était morte, avec tous les symptômes d'une rupture interne. Or, ici encore un coup d'œil sur la planche représentant cette grossesse, dite *tubaire*, suffit pour convaincre qu'on a fait confusion. Dans un voyage que je fis en 1854 dans le nord de l'Allemagne, je visitai Leipzig et la clinique d'accouchement de cette Université, où je me fis présenter la pièce conservée dans l'esprit de vin. Je démontrai alors au professeur JOERG, qui, malgré son grand âge, avait eu l'extrême obligeance de m'accompagner dans son cabinet d'anatomie, ainsi qu'à son chef de clinique, M. le docteur MEISSNER fils, qu'on avait commis une erreur en croyant avoir eu affaire à une grossesse extra-utérine tubaire.

Par un hasard des plus heureux je pus moi-même recueillir deux observations de ce genre du plus haut intérêt, l'une en 1845, sur une femme qui vint mourir à la clinique de la Faculté, l'autre en 1855 sur une femme qui mourut dans la banlieue de Strasbourg, et qui avait été soignée par M. le docteur SCHAAFF, médecin communal.

Pour ne pas donner à cette note une trop grande étendue, je m'abstiens de décrire ces deux faits ; ils trouveront leur place ailleurs. J'ajouterai seulement qu'ils ressemblent tellement à ceux cités plus haut que leur description serait inutile pour élucider la question.

Il est cependant une particularité offerte par la première de mes observations, et que je ne peux pas passer sous silence.

Du côté de la corne incomplète qui était le siége de la grossesse, je constatai l'*absence du rein*. C'était à gauche. La capsule surrénale existait ; elle était maintenue en place par les vaisseaux. L'artère provenait directement de l'aorte. Deux veinules, après s'être réunies, se rendaient dans la veine opposée à la rénale du côté droit et qui semblait être la veine rénale du côté gauche ; mais comme le rein n'existait pas, elle était moins grosse que celle de droite, et se continuait, en descendant perpendiculairement, dans la veine ovarique. Avant d'arriver à l'ovaire elle se bifurquait, et la branche interne résultant de cette division allait se jeter dans la veine iliaque gauche.

Une autre défectuosité très-curieuse, était l'absence de la moitié gauche de la vessie. En effet, ce réservoir étant affaissé, on voyait distinctement que son côté gauche manquait, parce que, au lieu d'une convexité notable, elle offrait de ce côté une ligne presque droite, et que l'auraque s'élevait presque perpendiculairement avec le bord gauche.

Depuis que j'ai découvert qu'une des moitiés de la matrice bicorne peut être imparfaitement développée et ne communiquer avec le col que par un pédicule charnu plein ou creux, j'ai rencontré ce vice de conformation plusieurs fois, et notamment sur des enfants nouveau-nés qui présentaient encore d'autres anomalies de développement. C'est ainsi que j'ai décrit en 1851, dans la *Gazette médicale de Strasbourg*, un fœtus hydrocéphale chez lequel, outre une matrice bicorne du genre de celles dont il est question dans ce travail, j'ai constaté une hernie intestinale diaphragmatique et une transposition du cœur. Chez ce sujet le rein du côté de la corne imparfaite manquait également ; il n'existait que la capsule surrénale. En même temps je vis que la vessie était aplatie de ce côté, comme si une moitié de ce réservoir avait manqué. Je ne peux mieux donner une idée de cette vessie qu'en la comparant à un citron dont on aurait enlevé, dans le sens de sa longueur, une tranche épaisse. L'absence du rein avait entraîné l'absence de l'uretère et de la partie correspondante de la poche urinaire.

En 1854, M. KOEBERLÉ, alors prosecteur à la Faculté, m'en a fourni un autre exemple recueilli également sur un fœtus hydrocéphale et atteint de bec de lièvre et de division du palais. Le rein manquait du côté de la corne utérine imparfaite, et la vessie présentait absolument la forme que je viens d'indiquer.

Je dois dire que déjà en 1858, dans son mémoire sur l'utérus bicorne, le professeur ROKITANSKY avait noté que, *dans un des cas* de corne imparfaite de l'utérus qu'il avait examiné, le rein du côté défectueux manquait ; mais il n'a pas donné d'autres détails, et il n'est pas question du développement incomplet de la vessie.

Ce manque d'un des reins et de la moitié correspondante de la vessie ne peut pas être considéré comme un fait accidentel seulement, ou se liant à un défaut de développement général, puisqu'il a été constaté quatre fois dans des cas de division du corps de la matrice avec une corne incomplète, quoique deux fois il existât d'autres vices de conformation, et que d'un autre côté l'absence d'un rein n'a pas encore été signalée sans vice de conformation de la matrice. Il est plus que probable que cette absence est étroitement liée au défaut de développement d'une des cornes utérines, et je ne doute pas que si l'investigation anatomique avait été dirigée sur cet objet, on n'eût trouvé une coïncidence, sinon constante, du moins très-fréquente entre ces deux vices d'organisation, d'où l'on pourrait conclure qu'il existe une liaison, un rapport intime entre l'utérus et l'appareil urinaire à l'époque de leur développement. Obligé de me renfermer dans les limites d'une note, je ne peux entrer dans de plus longs détails. J'ajouterai seulement que l'organe embryonnaire, connu sous le nom de *corps de* WOLFF, paraît jouer le principal rôle dans cette évolution des organes génito-urinaires.

Je ferai remarquer en terminant que sur dix-neuf cas de développement imparfait d'une des cornes utérines, quatorze fois c'était la corne *gauche* qui se trouvait défectueuse, et cinq fois seulement la corne *droite.*

Ce que j'ai dit dans les pages qui précèdent peut être résumé de la manière suivante :

1° Il existe un vice de conformation de l'utérus qui consiste dans le développement incomplet d'une des moitiés de son corps, et par suite duquel cette moitié défectueuse ne se trouve plus en rapport de continuité avec la moitié complète que par un cordon charnu aplati.

2° On reconnaît facilement ce vice de conformation aux caractères suivants : *a*. la moitié ou corne incomplète est plus ou moins éloignée de la corne complète, et comme isolée dans la duplicature du péritoine appelée ligament large ; *b.* elle consiste en un corps arrondi, charnu, creux ; *c.* elle a deux annexes, tantôt normalement, tantôt vicieusement ou imparfaitement développées ; *d.* elle est fixée à la corne complète par un cordon charnu aplati.

3° La corne complète présente une configuration particulière dépendante de son isolément : *a.* Elle est ordinairement allongée, recourbée vers le côté auquel elle appartient, convexe du côté qui est dirigé vers la moitié incomplète ; *b.* son fond, au lieu d'être large, est plus ou moins acuminé ; *c.* c'est de cette espèce de sommet, représentant l'angle, que se détachent la trompe, le ligament de l'ovaire et le ligament rond, dont les insertions sont très-rapprochées.

4° Un col souvent volumineux termine inférieurement la corne complète. Celui de la corne incomplète est représenté par le cordon charnu qui la rattache à la première. La cavité du col n'est en rapport direct qu'avec la corne parfaite ; la corne vicieuse s'y ouvre quand son cordon est canaliculé.

5° La conception et la grossesse sont possibles dans la corne incomplétement développée. Cette possibilité est subordonnée à l'existence d'un canal de communication entre la cavité de la corne incomplète et celle du col.

6° L'œuf fécondé ne peut cependant jamais arriver à sa maturité, parce que la poche dans laquelle il est renfermé ne possède pas les éléments d'un accroissement suffisant. Elle se rompt du troisième au cinquième mois ; sa rupture est ordinairement mortelle.

7° Jusqu'à ce jour la grossesse dans la corne utérine incomplète a presque toujours été confondue avec la grossesse extra-utérine tubaire.

8° C'est le plus souvent à gauche qu'existe le vice de conformation organique en question.

9° Le développement incomplet d'une des cornes utérines est quelquefois le seul vice de conformation qu'on rencontre sur le cadavre ; le plus souvent cependant on en découvre d'autres qui indiquent que ces anomalies se sont formées sous l'influence d'une cause commune.

10° Un défaut organique qui semble plus spécialement lié au développement incomplet d'une des cornes utérines, est l'*absence du rein* du même côté. La capsule surrénale existe toujours. L'absence du rein implique celle de l'uré- tère et entraîne un développement unilatéral de la vessie.